essentials

essentials liefern aktuelles Wissen in konzentrierter Form. Die Essenz dessen, worauf es als „State-of-the-Art“ in der gegenwärtigen Fachdiskussion oder in der Praxis ankommt. *essentials* informieren schnell, unkompliziert und verständlich

- als Einführung in ein aktuelles Thema aus Ihrem Fachgebiet
- als Einstieg in ein für Sie noch unbekanntes Themenfeld
- als Einblick, um zum Thema mitreden zu können

Die Bücher in elektronischer und gedruckter Form bringen das Expertenwissen von Springer-Fachautoren kompakt zur Darstellung. Sie sind besonders für die Nutzung als eBook auf Tablet-PCs, eBook-Readern und Smartphones geeignet. *essentials:* Wissensbausteine aus den Wirtschafts-, Sozial- und Geisteswissenschaften, aus Technik und Naturwissenschaften sowie aus Medizin, Psychologie und Gesundheitsberufen. Von renommierten Autoren aller Springer-Verlagsmarken.

Weitere Bände in dieser Reihe http://www.springer.com/series/13088

Veronika Schneider

Das Restless-Legs-Syndrom

Ein Überblick für Ärzte aller Fachrichtungen

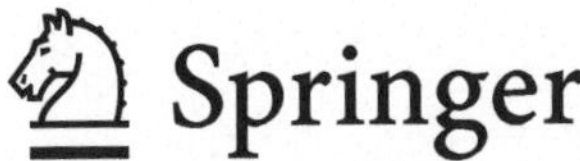

Dr. Veronika Schneider
SRH Klinikum Karlsbad-Langensteinbach GmbH
Karlsbad, Deutschland

ISSN 2197-6708 ISSN 2197-6716 (electronic)
essentials
ISBN 978-3-658-18243-4 ISBN 978-3-658-18244-1 (eBook)
DOI 10.1007/978-3-658-18244-1

Die Deutsche Nationalbibliothek verzeichnet diese Publikation in der Deutschen Nationalbibliografie; detaillierte bibliografische Daten sind im Internet über http://dnb.d-nb.de abrufbar.

Gedruckt auf säurefreiem und chlorfrei gebleichtem Papier

Springer ist Teil von Springer Nature
Die eingetragene Gesellschaft ist Springer Fachmedien Wiesbaden GmbH
Die Anschrift der Gesellschaft ist: Abraham-Lincoln-Str. 46, 65189 Wiesbaden, Germany

Was Sie in diesem *essential* finden können

- Beschreibung und Definition des Krankheitsbilds Restless-Legs-Syndrom
- Diagnostik des Restless-Legs-Syndrom
- Differenzialdiagnosen
- Therapiemöglichkeiten

Inhaltsverzeichnis

Einleitung

1

1.1 Historische Entwicklung

Beschrieben wurde das Restless-Legs-Syndrom (RLS) erstmals 1685 von Thomas Willis als eine Schlafstörung durch Krämpfe in Armen und Beinen. Er ging von einer spinalen Ursache aus und zur Behandlung setzte er Opiate ein, welche zu einer Verbesserung des Schlafens führten. Der Aderlass galt als Heilung der Erkrankung, was von heutigem Standpunkt aus durch einen niedrigen Ferritinwert zur Manifestation oder Aggravation des RLS führen kann (Willis 1685). Theodor Wittmaak dokumentierte 1861 die „Anxietas tibiarum“ (Ängstlichkeit der Schienbeine) und es wurde hierbei beobachtet, dass die Beine ständig in eine andere Position gebracht werden mussten, sodass es als eine Form der Hysterie bezeichnet wurde (Wittmaak 1861).

In den Jahren 1943–1945 beobachtete und definierte Karl-Alex Ekbom die Erkrankung und nannte sie Restless-Legs-Syndrom. Hierbei legt der Begriff Syndrom nahe, dass viele Symptome zusammengefasst werden, die kennzeichnend für das RLS sind. Ekbom bezeichnete das RLS als häufige Erkrankung und charakterisierte es durch Parästhesien bis hin zu einem Schmerz und einer Schwäche tief in den Beinen, *das* vornehmlich zur Nacht und in Situationen körperlicher Ruhe auftrat. Das Bewegen oder das Laufen verschaffte Linderung der Symptome. Bereits damals war es bei der Diagnosestellung hinderlich, dass Patienten Schwierigkeiten hatten, die Parästhesien näher zu beschreiben (Ekbom 1945). Außer Acht gelassen wurde damals die mögliche Mitbeteiligung der Arme.

Im weiteren Verlauf wurde das RLS häufig unterdiagnostiziert und unbehandelt. Die „International Restless-Legs-Syndrome Study Group“ (IRLSSG) definierte 1995 vier essenzielle klinische Diagnosekriterien, welche sich im Wesentlichen nicht von den 1945 durch Ekbom beschriebenen Eigenschaf-

V. Schneider, *Das Restless-Legs-Syndrom*, essentials,
DOI 10.1007/978-3-658-18244-1_1

ten unterscheiden (Walters 1995). Seither ist es eine häufige und behandelbare Erkrankung, welche eine große Varietät hinsichtlich des Schweregrads und der Symptome aufweist. Die Kriterien führten zu einer hohen Anzahl von falsch negativen und falsch positiven Diagnosestellungen, weswegen 2003 die Diagnosekriterien nach dem neusten Stand der Forschung angepasst wurden. Hierbei wird der Hauptfokus nicht mehr auf die motorische Unruhe oder wie bei Ekbom auf die Dys-/Parästhesien gelegt, sondern im Vordergrund steht der Bewegungsdrang (Allen et al. 2003). Konsekutiv ging die Prävalenz leicht zurück (Pratt 2016). Um die Sensitivität noch weiter zu verbessern, wurde 2012 ein fünftes Kriterium hinzugefügt (Allen et al. 2014). Die heute geltenden diagnostischen Kriterien stimmen weitgehend mit den 1945 beschriebenen Charakteristika überein.

Im Jahre 1982 wurde die Wirksamkeit von Levodopa (L-Dopa) belegt und die dopaminerge Medikation wird seither zur Therapie des RLS eingesetzt (Akpinar 1982). Über eine Augmentation, heute eine befürchtete Nebenwirkung der dopaminergen Therapie, wurde als neue unerwartete Arzneimittelreaktion in einer Kasuistik 1996 berichtet; das sind 14 Jahre nach der ersten wirksamen Therapie mit dem L-Dopa. Die Augmentation trat frühestens zwei Monate, des Öfteren auch erst im weiteren Verlauf nach Beginn der dopaminergen Therapie auf (Allen und Earley 1996).

1.2 Definition

Das Restless-Legs-Syndrom, aufgrund oben genannter historischer Entwicklung auch bekannt als Willis-Ekbom-Disease oder Wittmaack-Ekbom-Syndrom ist charakterisiert durch einen Bewegungsdrang der Beine, seltener ebenfalls der Arme, und wird oft begleitet von Parästhesien oder einer Dysästhesie. Die maximale Ausprägung der Symptome zeigt sich am Abend oder zur Nacht, wenn ein Ruhebedürfnis eintritt. Das RLS geht überaus häufig mit einer Schlafstörung einher. In der Regel sind die Symptome chronisch und progredient (Allen et al. 2003; Walters 1995).

Es gilt als eine extrapyramidale Hyperkinesie und stellt die häufigste Bewegungsstörung und eine der häufigsten Schlafstörungen dar (Becker und Sharon 2014; Deutsche Gesellschaft für Neurologie 2012; Pratt 2016).

1.3 Primäres vs. Sekundäres RLS

Die Einteilung erfolgt im Wesentlichen in zwei Hauptgruppen: das primäre und das sekundäre RLS. Das primäre RLS wird auch als idiopathisch bezeichnet, kommt wesentlich häufiger vor und hat ein niedrigeres Erkrankungsalter. Es ist assoziiert mit einer positiven Familienanamnese und damit einer genetischen Prädisposition. Das sekundäre RLS wird von einer begleitenden medizinischen Gegebenheit verursacht und hat einen Altersgipfel von etwa 40 Jahren. Die häufigsten Gründe sind Schwangerschaft, Eisenmangelanämie oder höhergradige Niereninsuffizienz (Allen et al. 2003; Deutsche Gesellschaft für Neurologie 2012; Pratt 2016).

Epidemiologie und Vorkommen 2

Die Prävalenz variiert zwischen 3–10 % in den westlichen Industrieländern. Davon haben mindestens die Hälfte gering ausgeprägte Symptome. Etwa 60 % haben einen Verwandten ersten Grades, der ebenfalls an RLS erkrankt ist. Die Zahlen für eine positive Familienanamnese variieren zwischen 32–90 %, wobei das Phänomen bei dem primären RLS überwiegt. Bei positiver Familienanamnese ist ein früheres Erkrankungsalter und ein langsamerer Verlauf zu beobachten (Allen et al. 2003; Becker und Sharon 2014; Berger und Kurth 2007; Garcia-Borreguero et al. 2006; Pratt 2016).

Das RLS kann sich zu jedem Lebenszeitpunkt manifestieren, sowohl in der Kindheit als auch im fortgeschrittenen Alter. Viele Patienten beschreiben, dass sie bereits im Kindesalter erste Symptome hatten und dass dann diese im Alter von 30–40 Jahren wieder auftraten. Hier liegt auch der Altersgipfel des Erkrankungsalters; die Prävalenz ist im Alter zunehmend, wobei ein primäres RLS in der Regel früher als ein sekundäres RLS auftritt. Beschrieben wird, dass in den asiatischen die Prävalenz mit dem Alter nicht zunimmt (Allen et al. 2003; Ohayon et al. 2012; Pratt 2016).

In den USA und bei den europäischen Kaukasiern ist die Erkrankung häufig. Niedrigere Prävalenzen findet man bei Nicht-Kaukasiern, im Mittleren Osten, in Asien, Südamerika oder Afrika (Garcia-Borreguero und Williams 2014; Pratt 2016). Der Vergleich der epidemiologischen Studien legt nahe, dass die Prävalenz in Nordeuropa höher ist als in Südeuropa (Ohayon et al. 2012).

Ausreichend erforscht sind Geschlechtsunterschiede. Insgesamt sind Frauen häufiger betroffen als Männer. Frauen über 35 Jahre sind zweimal so häufig betroffen wie Männer, da es während einer Schwangerschaft gehäuft zum Auftreten eines sekundären RLS kommt. Ein RLS während der Schwangerschaft vervierfacht die Wahrscheinlichkeit im weiteren Leben ein chronisches RLS zu

V. Schneider, *Das Restless-Legs-Syndrom*, essentials,
DOI 10.1007/978-3-658-18244-1_2

entwickeln (Garcia-Borreguero und Williams 2014). Nullipara haben ähnliche Prävalenzraten wie Männer der gleichen Altersgruppe (Ohayon et al. 2012; Pratt 2016).

Pathogenese und Ätiologie

3

Auch nach Jahren der Forschung und neurophysiologischen, zirkadianen, pharmakologischen und bildgebenden Befunde ist die Pathophysiologie des RLS weitgehend unbekannt. Es zeigt sich eine gute Wirksamkeit und Beeinflussung der Krankheitsentwicklung durch dopaminerge und opioiderge Substanzen und eine Aggravation der Symptome durch die Gabe von Dopaminantagonisten, weshalb davon auszugehen ist, dass das dopaminerge sowie das opioide System an der Pathophysiologie beteiligt sind (Becker und Sharon 2014; Garcia-Borreguero und Williams 2014; Deutsche Gesellschaft für Neurologie 2012). Beim idiopathischen RLS zeigen sich keine strukturellen Veränderungen, während in nuklearmedizinischen Untersuchungen grenzwertig erniedrigte dopaminerge striatale Rezeptorverbindungen aufgedeckt wurden. Der mediale Thalamus, angehörig zum limbischen System und dopaminerg reguliert, scheint in der Pathogenese des RLS maßgeblich beteiligt zu sein. Es ist davon auszugehen, dass es bei den meisten RLS-Patienten nicht zu einer Degeneration der dopaminergen Neuronen kommt, was dadurch unterstützt wird, dass bereits das Hinzugeben kleiner Mengen L-Dopa zu einer ausreichenden Synthese von Dopamin führt (Garcia-Borreguero et al. 2007; Garcia-Borreguero und Williams 2014).

Als gesichert gilt, dass der Eisenspeicher intrazerebal, vor allem in der Substantia nigra, im Thalamus, Putamen und Pallidum vermindert ist. Des Weiteren zeigen sich bei RLS-Patienten niedrigere Ferritinwerte im Liquor bei erhöhten Transferrinwerten. Die Eisenserumkonzentrationen können sogar noch im Normbereich liegen, obwohl der periphere und der zentrale Eisenspeicher korrelieren. Diese Ergebnisse bestätigen abermals den insuffizienten Eisenspeicher im ZNS (Earley et al. 2000). Der Eisenmangel führt vermutlich zu einer Abnahme der dopaminergen Funktion. Im Tierversuch konnte an Ratten gezeigt werden, dass es bei Eisenmangel zu einem Zelltod in der Substantia nigra kommt. Opioide

V. Schneider, *Das Restless-Legs-Syndrom*, essentials,
DOI 10.1007/978-3-658-18244-1_3

sind hingegen zellprotektiv. Hypothetisch könnte ein gut funktionierendes endogenes Opioidsystem oder eine Opioidtherapie das Dopaminsystem bei Eisenmangel schützen (Sun et al. 2011). Es könnte eine negativ Korrelation zwischen dem Schweregrad des RLS und der Ligandenbindung im Opiodsystem geben (von Spiczak et al. 2005).

In Mäusen konnte gezeigt werden, dass Eisenmangel drei dopaminerge Gene des vorderen Mittelhirn schädigt (Jellen et al. 2013).

Die dopaminerge Dysfunktion führt zu einer Disinhibition, das heißt eine Übererregbarkeit spinaler Bahnen mit Beteiligung des nozizeptiven Systems und peripherer Nerven, welche spontane sensorische und motorische Bewegung auslöst (Becker und Sharon 2014; Garcia-Borreguero und Williams 2014; Deutsche Gesellschaft für Neurologie 2012; Pratt 2016).

Sowohl der bei der Eisenhämaostase als auch bei Dopaminaktivität gibt es zirkadiane Veränderungen der Konzentrationen, so fällt das Serumeisen um bis zu 30–50 % zur Nacht ab. Unklar ist, welche Rolle das körperliche Ruhebedürfnis oder -position oder das Erreichen des Maximums der Körperkerntemperatur beim abendlichen oder nächtlichen Auftreten der Symptome spielen (Earley et al. 2000; Pratt 2016).

Da die Schwangerschaft und die fortgeschrittene Niereninsuffizienz mit einem Eisenmangel einhergehen, begünstigen sie das Auftreten eines sekundären RLS. Das RLS ist die häufigste Bewegungsstörung in der Schwangerschaft (Ohayon et al. 2012). Es ist denkbar, dass bei einer Schwangerschaft zusätzlich hormonelle Veränderungen die Entstehung eines RLS beeinflussen können. In der Frühschwangerschaft werden Folsäure und Eisen vermehrt gebraucht, was die Ursache für einen dezimierten Speicher sein kann (Pratt 2016).

Untersucht wurden mögliche Assoziationen zu kardiovaskulären Ereignisse, art. Hypertonie, Übergewicht oder Diabetes, welche inkonsistent sind. Bisher konnte kein Zusammenhang bewiesen werden (Deutsche Gesellschaft für Neurologie 2012; Ohayon et al. 2012; Walters und Rye 2009).

Durch mehrere Daten ist die Existenz familiärer Formen erwiesen. Zunächst wurde von einem autosomal-dominanten Erbgang ausgegangen, heute weiß man, dass es sich um eine komplex genetische Erkrankung mit genetischen Risikovarianten handelt, bei der wahrscheinlich auch Umwelteinflüsse eine Rolle spielen. Eine positive Familienanamnese findet sich in etwa der Hälfte der Fälle (Allen et al. 2003; Garcia-Borreguero und Williams 2014; Deutsche Gesellschaft für Neurologie 2012; Pratt 2016).

In Zwillingsstudien ist die Häufigkeit des Auftretens bei dem nichtbetroffenen Zwilling bei zweieiigen Zwillingen etwa 20 % und bei eineiigen Zwillingen etwas widersprüchlich, allerdings dürfte sie bei etwa 60–80 % liegen (Garcia-Borreguero und Williams 2014; Pratt 2016).

In Ecuador wurden in einer Stadt einheimische Nachkommen mit europäischen Nachkommen verglichen und es zeigten sich Prävalenzraten von 0,8 % beziehungsweise 3,2 %, was nicht nur für eine genetische Mitbeteiligung, sondern auch für ein ethnisches Auftreten spricht (Castillo et al. 2006).

Diagnostik 4

4.1 Anamnese und klinische Untersuchungsbefunde

Bei der Diagnostik eines RLS ist die Anamnese essenziell und zielführend. Die klinische neurologische Untersuchung ist in der Regel unauffällig, was hinderlich bei der Diagnosestellung sein kann. Die Symptome sind subjektiv und meist fällt es den Patienten schwer, den Bewegungsdrang und die Missempfindungen adäquat zu beschreiben, da es kein Vergleichskorrelat gibt, was zusätzlich zu Schwierigkeiten bei der Diagnosestellung führen kann. Wie oben bereits beschrieben, kommt es zu einem Bewegungsdrang der Beine und zu meist unangenehmen Missempfindungen, welche bei der Hälfte der Patienten schmerzhaft sind. Die Schmerzen befinden sich in der Tiefe des Beins, meistens beidseitig, wenn auch nicht zwingend zur gleichen Zeit. Anders als bei der Polneuropathie besteht keine Progression von distal nach proximal. Linderung der Symptome kann durch Bewegung erreicht werden. Bei fehlender Aktivität verstärken sich die Schmerzen und Missempfindungen. Die Parästhesien werden nicht selten zuungunsten des Bewegungsdrangs überbewertet. Die Beschwerden treten vornehmlich am Abend oder zur Nacht auf bei bestehendem Ruhebedürfnis. Sie können sich jedoch auch bereits am Nachmittag manifestieren. Schlafstörungen werden nicht selten als Hauptbeschwerde angegeben. Muskelkrämpfe oder Schmerzen können die Diagnosestellung verfälschen. Symptome, die als Folge eines RLS auftreten können, sind Schlafstörungen, psychische Symptome (Depression, Angst), Tagesmüdigkeit oder -schläfrigkeit und eine geringere körperliche Belastbarkeit (Allen et al. 2003; Garcia-Borreguero und Williams 2014; Deutsche Gesellschaft für Neurologie 2012; Pratt 2016; Tzonova et al. 2012).

Betroffene vermeiden Situationen wie Flugreisen, Busreisen, Theaterbesuche, Versammlungen oder Sitzungen, bei denen ein langes Stillsitzen erforderlich ist.

V. Schneider, *Das Restless-Legs-Syndrom*, essentials,
DOI 10.1007/978-3-658-18244-1_4

Es bestehen Leistungseinbußen am Tag als Folge von Schlafstörungen und ein damit verbundenes erhöhtes Unfallrisiko bei einer erheblich eingeschränkten Lebensqualität (Berger und Kurth 2007).

Der psychopathologische Befund ist bei den meisten Patienten unauffällig. Kognitive Beeinträchtigungen der Exekutivfunktionen, vor allem in den Bereichen Aufmerksamkeit und Sprachkompetenz, sind beschrieben. Es ist anzunehmen, dass die kognitiven Defizite mit dem Schweregrad des RLS korrelieren (Choi et al. 2012; Fulda et al. 2010; Fulda et al. 2011; Deutsche Gesellschaft für Neurologie 2012; Pearson et al. 2006; Saletu et al. 2002).

Stark assoziiert mit dem RLS und häufig in der Anamneseerhebung gefunden werden „periodic limb movements" (Periodische Beinbewegungen, PLM). Sie sind definiert als sich wiederholende Beugungen der Beine, die im 5–90-Sekundenintervall auftreten und 0,5 bis 10 s andauern. Sie können sowohl im Schlaf (PLMS) als auch im Wachen (PLMW) auftreten. PLMS werden in 85–95 % der Patienten mit RLS beobachtet und sind potenziell Schlaf störend oder gar verhindernd. Sie sind mäßig sensitiv, allerdings nicht spezifisch und können auch bei anderen Erkrankungen oder Medikamenteneinnahme vorkommen. Die Ausprägung des PLMS, allerdings nicht des PLMW, korreliert mit dem Schweregrad des RLS. Antidepressiva wie SSRI oder SSNI sowie Mirtazapin oder Amitryptilin können zu einer Verschlimmerung der PLM führen. Falls bei einem PLM Symptome für ein RLS fehlen, so wird dies als eigenständiges Syndrom „Periodic Limb Movement Disorder" (PLMD) klassifiziert. Möglicherweise kann ein PLMD eine Vorstufe des RLS sein. Das RLS und das PLMS sind nicht dasselbe. So hat das PLMS keine zirkadiane Rhythmik, wie sie sich beim RLS findet (Becker und Sharon 2014; Garcia-Borreguero und Williams 2014; Manconi et al. 2012; Deutsche Gesellschaft für Neurologie 2012; Pratt 2016).

4.2 Apparative und weiterführende Diagnostik

In der Laboruntersuchung sollte zur Abgrenzung einer sekundären RLS-Form eine Urämie ausgeschlossen werden und der Eisen- und Ferritinspiegel bestimmt werden. Auch sollte laborchemisch eine Hyper- oder Hypothyreose ausgeschlossen werden. Sollte der Verdacht einer Polyneuropathie bestehen, können Laboruntersuchungen mögliche Ursachen aufdecken. Zur differenzialdiagnostischen Abklärung einer Polyneuropathie sollten zusätzlich eine Elektromyographie und Elektroneurographie durchgeführt werden. Eine Polyneuropathie kann sowohl RLS-ähnliche Symptome imitieren (RLS-Mimics), kann aber auch mit dem RLS assoziiert sein (Deutsche Gesellschaft für Neurologie 2012).

Bei einem Immobilisationstest muss der Patient eine Stunde still sitzen. Das sollte unangenehme Empfindungen provozieren und das Bedürfnis aufzustehen hervorrufen. Während des Tests können mithilfe eines Elektromyogramms unwillkürliche Beinbewegungen aufgezeichnet werden (Allen et al. 2003; Pratt 2016).

Ein L-Dopa-Test kann bei Patienten durchgeführt werden, die noch keine dopaminerge Therapie erhalten. Bei Eintreten der Symptome werden L-Dopa oder ein Dopaminagonist verabreicht. Danach sollte sich die Symptomatik um mindestens 50 % auf der Schweregradskala verbessern. Bei fast allen Patienten zeigt sich anfänglich eine Besserung auf L-Dopa oder auf einen Dopaminagonisten und die Diagnose kann so pharmakologisch unterstützt werden. Die Sensitivität liegt bei 88 %, die Spezifität bei 100 %. Allerdings wird der Test wegen der Nebenwirkungen und der gefürchteten Augmentation nicht standardmäßig zur Diagnosestellung eingesetzt (Stiasny-Kolster et al. 2006).

Die Polysomnographie kann zwar motorische Aktivitäten während des Schlafens aufdecken, ist aber ungeeignet, um sensorische Symptome während der Wachheit zu objektivieren. Sie ist zur Diagnosestellung eines PLMS notwendig. Außerdem sollte sie bei Patienten mit atypischen RLS, anhaltender Schlafstörung, ausgeprägter Tagesmüdigkeit, jungen Patienten mit ausgeprägter Symptomatik oder Verdacht auf zusätzliche Atmungsstörungen veranlasst werden (Becker und Sharon 2014; Deutsche Gesellschaft für Neurologie 2012).

Mit der Fuß-Aktigraphie können Beinbewegungen gemessen werden. Sie dient im Allgemeinen dazu, Rückschlüsse auf den Einschlaf- und Erwachenszeitpunkt zu ziehen. Schlafstadien können nicht gemessen werden, somit können die Beinbewegungen auch nicht mit den Schlafstadien korreliert werden (Becker und Sharon 2014; Deutsche Gesellschaft für Neurologie 2012).

4.3 Differenzialdiagnose und Komorbiditäten

Die Polyneuropathie ist nicht nur die wichtigste Differenzialdiagnose, sondern tritt nicht selten auch mit einem RLS assoziiert auf; wie bereits in Abschn. 4.2 erwähnt. Bei verschiedenen Neuropathie-Unterguppen scheint eine vermehrte Komorbidität zu existieren. Hierzu zählen die axonale Neuropathie, die kryoglobulinämische Neuropathie, familiäre Amyloid-Neuropathie, die Small-Fiber-Neuropathie und die Charcot-Marie-Tooth-Krankheit Typ 2, wobei die Prävalenzraten variieren. Neuere Studien zeigen, dass nur bei genetisch bedingten, nicht aber bei erworbenen Polyneuropathien ein RLS gehäuft auftritt (Bastia et al. 2015; Luigetti et al. 2013; Deutsche Gesellschaft für Neurologie 2012). Neben dem Ausschluss einer Polyneuropathie sollte eine Radikulopathie ausgeschlossen werden. Des Weiteren sollte aufgrund der Dysästhesie auch eine Claudicatio-Symptomatik bedacht werden. Anamnestisch fehlt hier der Bewegungsdrang, die Besserung bei Bewegung und bei einer Claudicatio besteht keine zirkadiane Rhythmik (Becker und Sharon 2014). Eine weitere wichtige Differenzialdiagnose ist die Akathisie, welche durch eine motorische und innere Unruhe charakterisiert ist. Sie ist meist neuroleptikainduziert und zeigte keine zirkadiane Rhythmik. Der ganze Körper ist betroffen. Es finden sich keine Missempfindungen und keine Schlafstörungen. Die Symptome bessern sich durch Bewegung nicht (Becker und Sharon 2014; Deutsche Gesellschaft für Neurologie 2012). Verschiedene Differenzialdiagnosen sind hier zusammengefasst.

Differenzialdiagnosen des RLS (modifiziert nach Allen et al. 2014)

Verbreitete Diagnosen

Muskelkrämpfe
Lokale Beinverletzung
Arthritis
Beinödeme
Venöse Stauung
Periphere Neuropathie
Radikulopathie
Gewohnheitsmäßiges Fußwippen
Angszstörung
Myalgie
Medikamenteninduzierte Akathisie

Seltenere Diagnosen

Myelopathie
Myopathie
Vaskuläre oder neuronale Claudicatio
Hypotensive Akathisie
Orthostatischer Tremor
Painful legs and moving toes-Syndrom (PLMT)

Komorbiditäten des RLS sind Schlafstörungen, Angststörungen und Depressionen, wobei die Schlafstörungen am häufigsten vorkommen und die höchste Relevanz haben. Sie können als charakteristisches Symptom der Erkrankung bezeichnet werden. Bei einem RLS verschlimmern sich die Symptome in körperlicher Ruhe, was Einschlaf- und Durchschlafstörungen zur Folge hat. Das Ausmaß der Schlafstörung korreliert mit dem Schweregrad des RLS (Allen et al. 2003; Deutsche

Gesellschaft für Neurologie 2012) Unklar ist, ob o.g. Komorbiditäten eine Assoziation darstellen oder es einen kausalen Zusammenhang gibt. Oftmals ist es schwierig, differenzialdiagnostisch herauszuarbeiten, welcher zeitliche Zusammenhang des Auftretens besteht. Sowohl bei RLS als auch bei Angststörungen und bei Depressionen können Schlafstörungen die Folge sein. Schlafstörungen resultierend aus einem RLS können zu Symptomen führen, die auch bei einer Depression auftreten wie Schlaflosigkeit, Verlust der Energie, gestörte Konzentration und psychomotorische Verlangsamung. Es kann herausfordernd sein, zu bestimmen, ob es Symptome eines RLS oder einer Depression sind (Becker und Sharon 2014).

Bei Patienten mit affektiven Störungen, die Schwierigkeiten haben, die Symptome genau zu beschreiben, kann es schwierig sein sie von psychiatrischen Symptomen zu differenzieren. Allerdings ist es besonders bei psychiatrischen Patienten wichtig, ein RLS zu diagnostizieren, da Medikamente, die gegen Depressionen oder bei Angststörungen eingesetzt werden, ein RLS verschlimmern können (Becker und Sharon 2014). Hier die Aufstellung der Medikamente zusammen, welche mit einer Verschlechterung der Symptomatik bei RLS einhergehen (modifiziert nach Trenkwalder et al., 2008):

- Cimetidin
- Citalopram
- Clozapin
- Flunarizin
- Fluoxetin
- Haloperidol
- Interferon-alpha
- Koffein
- Lithium
- L-Thyroxin
- Methsuximid
- Mianserin
- Mirtazapin
- Östrogen
- Olanzapin
- Paroxetin
- Phenytoin
- Quetiapin
- Risperidon
- Saccharine
- Sertralin
- Simvastatin

Sowohl beim RLS als auch beim Morbus Parkinson wird eine Dysfunktion des dopaminergen Systems angenommen. Bisher konnte nicht bewiesen werden, dass die beiden Erkrankungen in einem äthiopathologischen Zusammenhang stehen. Das RLS ist eine häufige Erkrankung, Morbus Parkinson eine seltene. Die Prävalenz des RLS bei Parkinson-Patienten entspricht dem der Normalbevölkerung. Die Gabe von L-Dopa in der Therapie des M. Parkinson, insbesondere beim Nachlassen des Dopaminspiegels, kann das Auftreten der RLS-Symptome begünstigen (Iranzo et al. 2007; Peralta et al. 2009).

4.4 Diagnosestellung

Die Diagnose wird klinisch gestellt. Das Hauptaugenmerk sollte auf die Anamnese gerichtet sein. Das Leitsymptom ist der Drang die Beine zu bewegen. Hinzu kommen unangenehme Missempfindungen. Die Symptome verschlimmern sich am Abend oder in der Nacht. Das Stellen der Diagnose kann durch das Fehlen der Symptome tagsüber und die unauffällige klinische Untersuchung erschwert sein. Eine Polyneuropathie oder eine Radikulopathie sowie sekundäre Ursachen – Eisenmangel oder Nierenfunktionsstörung – des RLS sollten ausgeschlossen sein. Die Erkrankung wird häufig verharmlost, was ebenfalls hinderlich sein kann. Ein diagnostischer Test, der ein RLS beweist, gibt es derzeit nicht. Als Hilfestellung existieren diagnostische Kriterien, die 2003 modifiziert wurden, um sie auf den neuesten Stand des Verständnisses der Erkrankung zu bringen. Ein fünftes Kriterium wurde 2012 hinzugefügt, um die Sensitivität weiter zu verbessern. Bei der Diagnosestellung müssen alle fünf Kriterien erfüllt sein. Die Kriterien sind nachfolgend zusammengefasst (Allen et al. 2014; IRLSSG 2012; Pratt 2016).

Essentielle diagnostische Kriterien für das Restless-Legs-Syndrom (modifiziert nach Allen et al. 2014)

1. Der Drang, die Beine zu bewegen, in der Regel begleitet oder verursacht durch unangenehme Empfindungen in den Beinen (manchmal ist der Bewegungsdrang ohne Missempfindung vorhanden, manchmal sind zusätzlich zu den Beinen auch die Arme oder andere Körperteile betroffen).
2. Der Bewegungsdrang oder die unangenehmen Empfindungen beginnen oder verschlimmern sich während inaktiven oder Ruhephasen wie beispielsweise Liegen oder Sitzen.

3. Der Bewegungsdrang oder die unangenehmen Empfindungen hören auf oder nehmen in ihrer Intensität bei Bewegung ab, wie beispielsweise Laufen oder Dehnen, mindestens so lange wie die Bewegung andauert.
4. Der Bewegungsdrang oder die unangenehmen Empfindungen werden abends oder nachts schlimmer oder treten nur dann auf (bei fortgeschrittenen Symptomen kann dies gegebenenfalls nicht mehr bemerkt werden, muss allerdings vorher vorhanden gewesen sein).
5. Das Auftreten oben genannter Kriterien ist nicht ausschließlich bedingt durch eine andere medizinische oder Verhaltensauffälligkeit (z.B. Myalgie, venöse Stauung, Beinödeme, Arthritis, Beinkrämpfe, gewohnheitsmäßiges Fußwippen).

Das Akronym „URGED" der IRLSSG, dargestellt in Abb. 4.1, kann als Hilfe bei der Diagnosestellung dienen (Allen et al. 2003; Becker und Sharon 2014; Pratt 2016; Walters 1995).

Die Diagnose eines RLS wird unterstützt durch das Auftreten bei einem Verwandten ersten Grades, gutes Ansprechen auf eine dopaminerge Therapie, das Vorhandensein eines PLMS oder Schlafstörungen (Allen et al. 2003; Benes und Kohnen 2009). Die folgende Aufstellung fasst die wichtigsten diagnosesupportiven Faktoren zusammen. Wie oben erwähnt hat der L-Dopa-Test eine hohe Sensitivität und Spezifität, wird aber aufgrund der befürchteten Steigerung des Augmentationsrisikos nicht standardmäßig zur Diagnosestellung eingesetzt.

Nicht selten wird vor der Diagnosestellung des RLS eine Schlafstörung oder eine Depression diagnostiziert. Nur bei knapp 15 % wird bereits von Anfang an die richtige Diagnose gestellt (Becker und Sharon 2014).

U	Urge to move leg soften accompanied by unpleasant/uncomfortable sensations
R	Rest or being still worsens the urge to move
G	Gyration or movement provides partial or total relief from symptoms (at least temporary) the evening or at night
E	Evening or nighttime worsening/symptoms only occur in
D	Denial of other explanations of urge

Abb. 4.1 Akronym URGED, das die diagnostischen Kriterien des RLS zusammenfasst. (Allen et al. 2003; Becker und Sharon 2014; Pratt, 2016; Walters 1995)

Begleitende klinische Merkmale des RLS (modifiziert nach Allen et al., 2003)

Familienanamnese
Die Prävalenz des RLS unter Verwandten ersten Grades mit RLS ist drei- bis fünfmal höher als bei Menschen ohne RLS.

Ansprechen auf eine dopaminerge Therapie
Fast alle Patienten zeigen zumindest zu Anfang einen positiven therapeutischen Effekt auf L-Dopa oder einen Dopaminagonisten bei niedrigen Dosierungen verglichen zu Dosierungen, die bei einem M. Parkinson eingesetzt werden. Der anfängliche Effekt kann jedoch nicht immer aufrechterhalten werden.

Periodische Beinbewegung (im Wachen oder im Schlaf)
Periodische Beinbewegung im Schlaf (PLMS) treten in 85 % der Patienten mit einem RLS auf. PLMS ist allerdings auch bei anderen Erkrankungen und im Alter anzutreffen. PLMS findet sich häufiger bei Erwachsenen als bei Kindern.

4.5 Schweregradeinteilung

Es existieren verschiedene Skalen, die darauf abzielen anhand eines Fragebogens den Schweregrad RLS abzuschätzen. Sie beruhen alle auf der subjektiven Einschätzung und sind abhängig vom Gedächtnis des Patienten. Die motorische Dysfunktion wird hierbei nur unzureichend erfasst. Am häufigsten angewendet wird die von der Internationalen Restless Legs Syndrome Study Group entwickelte Schweregradskala, die IRLS, welche in Abb. 4.2 dargestellt ist (Garcia-Borreguero und Williams 2014; Deutsche Gesellschaft für Neurologie 2012).

1. Wie stark würden Sie die RLS-Beschwerden in Ihren Beinen oder Armen einschätzen?

4 □ sehr	1 □ leicht
3 □ ziemlich	0 □ nicht vorhanden
2 □ mäßig	

2. Wie stark würden Sie Ihren Drang einschätzen, sich wegen Ihrere RLS-Beschwerden bewegen zu müssen?

4 □ sehr	1 □ leicht
3 □ ziemlich	0 □ nicht vorhanden
2 □ mäßig	

3. Wie sehr wurden die RLS-Beschwerden in Ihren Beinen oder Armen durch Bewegung gelindert?

4 □ überhaupt nicht gelindert
3 □ ein wenig gelindert
2 □ mäßig gelindert
1 □ vollständig oder fast vollständig gelindert
0 □ Es mussten keine RLS-Beschwerden gelindert werden.

4. Wie sehr wurde Ihr Schlaf durch Ihre RLS-Beschwerden gestört?

4 □ sehr	1 □ leicht
3 □ ziemlich	0 □ nicht vorhanden
2 □ mäßig	

5. Wie müde oder schläfrig waren Sie tagsüber wegen Ihrer RLS-Beschwerden?

4 □ sehr	1 □ leicht
3 □ ziemlich	0 □ nicht vorhanden
2 □ mäßig	

6. Wie stark waren Ihre RLS-Beschwerden insgesamt?

4 □ sehr	1 □ leicht
3 □ ziemlich	0 □ nicht vorhanden
2 □ mäßig	

7. Wie oft sind Ihre RLS-Beschwerden aufgetreten?

4 □ sehr oft (das heißt an 6 bis 7 Tagen in der Woche)
3 □ oft (das heißt an 4 bis 5 Tagen in der Woche)
2 □ manchmal (das heißt an 2 bis 3 Tagen in der Woche)
1 □ selten (das heißt an einem Tag in der Woche)
0 □ überhaupt nicht

8. Wenn Sie RLS-Beschwerden hatten, wie stark waren diese durchschnittlich?

4 □ sehr (das heißt 8 Stunden oder mehr pro Tag)
3 □ ziemlich (das heißt 3 bis 8 Stunden pro Tag)
2 □ mäßig (das heißt 1 bis 3 Stunden pro Tag)
1 □ leicht (das heißt 1 Stunde oder weniger pro Tag)
0 □ nicht vorhanden

9. Wie sehr haben sich Ihre RLS-Beschwerden auf Ihre Fähigkeit ausgewirkt, Ihren Alltagstätigkeiten nachzugehen, z.B. ein zufriedenstellenedes Familien-, Privat-, Schul- oder Arbeitsleben zu führen?

4 □ sehr	1 □ leicht
3 □ ziemlich	0 □ nicht vorhanden
2 □ mäßig	

10. Wie stark haben Ihre RLS-Beschwerden Ihre Stimmung beeinträchtigt, waren Sie z.B. wütend, niedergeschlagen, traurig, ängstlich oder gereizt?

4 □ sehr	1 □ leicht
3 □ ziemlich	0 □ nicht vorhanden
2 □ mäßig	

Abb. 4.2 International RLS Severity Scale (IRLS), modifiziert nach ©IRLS Study Group 2001 (Walters et al. 2003) IRLS-Gesamtscore: 0 = kein RLS, 1–10 = mildes RLS, 11–20 = mittelgradiges RLS, 21–30 = schweres RLS, 31–40 = sehr schweres RLS

Therapie 5

5.1 Nicht-medikamentöse Therapie

Bei milderen Verlaufsformen kann eine Anpassung des Lebensstils zum Beispiel durch Verbesserung der Schlafhygiene, Vermeidung von übermäßigen Koffein- oder Alkoholgenuss und eine ausgewogene Ernährung symptomlindernd sein. Auch heiße Bäder, Massage, körperliches Training oder Dehnen vor dem Zubettgehen können hilfreich sein. Ebenfalls beschrieben ist, dass Temperaturwechsel häufig eine gute Strategie darstellt, um die Symptome zu mildern. Bei mittelgradig bis schwereren Verlaufsformen reichen nicht-medikamentöse Therapien meist nicht mehr aus und es besteht eine Indikation zur medikamentösen Therapie (Becker und Sharon 2014).

Die Behandlung der zugrunde liegenden Erkrankung – Ausgleich des Eisenmangels oder Verbesserung der Nierenfunktion – führt beim sekundären RLS zu einem Rückgang der Symptome.

5.2 Medikamentöse Therapie

Die dopaminerge Therapie ist medikamentöse Therapie der Wahl, wie auch von den Leitlinien empfohlen und in vielen doppelblinden Studien als wirksam erwiesen. Es ist eine symptomatische Therapie, welche sowohl gut auf die sensorischen als auch auf die motorischen Symptome wirkt und bei fast 90 % der Patientin eine Linderung der Symptome erbringt. Die Indikation der medikamentösen Therapie ergibt sich aus dem Leidensdruck des Patienten. Vor dem Beginn einer medikamentösen Therapie ist das Absetzen der Medikamente zu eruieren, die das RLS verschlimmern können. Es sollte darauf geachtet werden, dass das

V. Schneider, *Das Restless-Legs-Syndrom,* essentials,
DOI 10.1007/978-3-658-18244-1_5

vorher eingenommene Medikament nicht in zeitlichem Zusammenhang mit dem Auftreten des RLS steht. Empfohlen ist das Absetzen nur nach strengem Prüfen der Indikation. Tab. 5.1 gibt einen Überblick über die zugelassenen oder zur Verfügung stehenden Medikamente (Deutsche Gesellschaft für Neurologie 2012).

Hinsichtlich der Therapie mit Levodopa und Dopaminagonisten wurden zwei groß angelegte Metaanalysen durchgeführt, die alle online verfügbaren Daten bis einschließlich 2009 beinhalteten. Levodopa ist effektiv in der kurzfristigen Therapie des RLS verglichen mit Placebo. Ebenso wirkt sich die Therapie positiv auf die Schlaf- und auf die Lebensqualität aus. Zwei der Studien zeigten einen geringeren Effekt von Levodopa im Vergleich mit Cabergolin und Pramipexol (Scholz et al. 2011b).

Dopaminagonisten sind gut verträglich und wirksam hinsichtlich der Symptomreduktion des RLS und verbessern Schlaf- und Lebensqualität verglichen mit Placebo. Sie sind wirksam bei einer Langzeittherapie (Hogl et al. 2011; Ondo et al. 2004; Scholz et al. 2011a). Sie sollten individuell titriert, dosisangepasst und gegebenenfalls dosisverteilt gegeben werden (Deutsche Gesellschaft für Neurologie 2012).

Der ergoline Dopaminagonist Cabergolin ist gemäß der aktuellen Studienlage ebenfalls eine wirksame Therapie eines RLS. Wegen möglicher fibrotischer Veränderungen an den Herzklappen, ist er derzeit nicht zur Therapie zugelassen. Er kann jedoch, unter regelmäßiger kardiologischer Kontrolle, weiter gegeben werden, wenn der Patient bereits damit gut eingestellt ist (Deutsche Gesellschaft für Neurologie 2012). In einer direkten Vergleichsstudie zeigte sich Cabergolin wirksamer und besser verträglich als L-Dopa und führte dabei weniger häufig zu einer Augmentation (Trenkwalder et al. 2007).

Tab. 5.1 Medikamentöse Therapieoptionen im Überblick

L-Dopa in Kombination mit Benserazid	Restex und Restex retard	
Nicht ergoline Dopaminagonisten	Pramipexol (Sifrol)	
	Ropinorol (Adartel)	
	Rotigotin (Neupro)	Als Pflaster
Ergot-Dopaminagonist	Cabergolin	Off-label
Opioide	Oxycodon, Tramadol	Bei Versagen der dopaminergen Therapie oder Augmentation
Antikonvulsiva	Pregabalin	

Zu Opioiden und Antikonvulsiva liegen nur wenige Daten vor, obgleich sie in der Praxis als Alternative zur dopaminergen Therapie häufig verordnet werden. Sowohl Opioide als auch Antikonvulsiva, gegebenenfalls auch in Kombination, können theoretisch betrachtet bei einem schmerzhaften RLS gut wirksam sein. In Deutschland ist Pregabalin zur Therapie zugelassen. Gabapentin ist zwar seit einigen Jahren in den USA, allerdings derzeit nicht in Deutschland zur Therapie des RLS zugelassen. Auch bei einem gleichzeitigen Bestehen einer Polyneuropathie scheint diese Therapie Erfolg versprechend. Kurz bis mittellang wirksame Benzodiazepine können in Einzelfällen bei Insomnie als Kombinationstherapie gut wirksam sein (Deutsche Gesellschaft für Neurologie 2012).

Studien zu Kombinationstherapien liegen nicht vor, obwohl diese häufig angewandt werden, wenn die Monotherapie keine ausreichende Wirkung zeigt. Am häufigsten wird ein Dopaminagonist mit einem Opioid kombiniert. Die Leitlinien geben keine konkreten Empfehlungen (Deutsche Gesellschaft für Neurologie 2012).

Eine orale Eisensubstitution ist bei niedrigen Ferritinwerten empfohlen (Deutsche Gesellschaft für Neurologie 2012). Die Substitution hat auch bei Patienten mit nicht erniedrigten Werten Verbesserungen gezeigt (Earley et al. 2000).

5.3 Therapie nach Schweregrad

Bei leicht- bis mittelgradig vorhandenem RLS ist die Therapie mit L-Dopa/ Benserazid bei entsprechendem Leidensdruck des Patienten möglich. Die Dopaminagonisten sind lediglich für das mittel-bis schwergradig ausgeprägte RLS zugelassen. Die empfohlene Tageshöchstdosis beträgt 200–300 mg. Bei Überschreiten ist das Risiko einer Augmentation erhöht (Deutsche Gesellschaft für Neurologie 2012).

Für das mittel- bis schwergradig ausgeprägte RLS sind die o. g. Non-Ergot-Dopaminagonisten zugelassen. Hier zeigt sich bereits bei geringer Dosierung eine gute Wirkung, sodass in der Regel die Behandlung des RLS deutlich niedrigere Dosierungen bedarf als die Therapie des M. Parkinson. Eine Gabe um 18.00 Uhr und vor dem Schlafen hat sich bei den Patienten mit abendlichen Symptomen als sinnvoll gezeigt. Bei tagsüber bestehenden Symptomen kann die Applikation eines Pflasters nützlich sein (Deutsche Gesellschaft für Neurologie 2012). Bei schwerem bis sehr schwerem RLS ist nach Versagen der dopaminergen Therapie Oxycodon zur Zweitlinientherapie zugelassen.

5.4 Nebenwirkungen medikamentöser Therapie

Die dopaminerge Therapie kann verschiedene Nebenwirkungen hervorrufen. Hierzu gehören Übelkeit, Benommenheit, orthostatische Dysregulation Erbrechen, Kopfschmerzen, Schlaflosigkeit oder seltener Störungen der Impulskontrolle, die als Kauf-, Spiel- oder Esssucht, Libidosteigerung oder Verhaltensveränderungen auftreten können. Meist sind die Symptome mild ausgeprägt und gehen vorüber, ansonsten ist das Absetzen des Medikamentes zu erwägen. Im Gegensatz zu der dopaminergen Therapie beim Morbus Parkinson sind keine Fälle von Dyskinesien beschrieben (Becker und Sharon 2014; Garcia-Borreguero et al. 2007; Deutsche Gesellschaft für Neurologie 2012).

Rebound beschreibt den Effekt, der bei Ende der Wirkung des Medikamentes auftritt. Typischerweise kommt es zu einer Zunahme der Symptome am Morgen. Empfohlen wird die Gabe einer zusätzlichen Dosis oder eines länger wirksameren Medikamentes (Pratt 2016).

Bei der Entwicklung einer Toleranz bedarf es einer höheren Medikamentendosis, um die Symptome zu lindern. Es kommt allerdings nicht zu einer Zunahme der Intensität der Symptome. Vermutet wird, dass die Downregulation von Dopaminrezeptoren die Ursache ist. Möglich ist es, die Dosis anzupassen oder das Medikament umzustellen.

5.5 Spezifische Nebenwirkung: Augmentation

Sowohl bei der Therapie mit L-Dopa als auch Dopaminagonisten ist die Augmentation eine gefürchtete Langzeitnebenwirkung. Hierbei kommt es nach anfänglichem gutem Ansprechen auf Dopaminagonisten zu einer paradoxen Reaktion mit einer Zunahme der Beschwerden, sodass diese schließlich gravierender als auf dem Ursprungsniveau sind. So treten die Symptome bereits früher im Tagesverlauf – bis zu zwei Stunden – auf, setzen in Ruhe schneller ein oder die Symptome greifen auf andere Körperteile über. Zur Feststellung einer Augmentation sollten die Symptome an mindestens fünf Tagen pro Woche und mindestens eine Woche bestehen (Allen et al. 2003; Becker und Sharon 2014; Deutsche Gesellschaft für Neurologie 2012). Anders als beim M. Parkinson, bei dem die auftretende Dyskinesie ein neues Symptom darstellt, kommt beim bei der Augmentation im Rahmen eines RLS kein neues Symptom hinzu (Garcia-Borreguero et al. 2007). Das Risiko eine Augmentation zu entwickeln ist bei Patienten mit positiver Familienanamnese erhöht (Ondo et al. 2004).

Aufgrund weitgehend nicht vergleichbarer Daten, ist es erst seit einigen Jahren möglich, Angaben über die Häufigkeit des Auftretens der Augmentation zu machen. Bei der Einnahme von L-Dopa ist sie häufiger zu beobachten als bei der Therapie mit Dopaminagonisten (Allen et al. 2003; Becker und Sharon 2014; Deutsche Gesellschaft für Neurologie 2012).

Aktuelle Zahlen zeigen eine Gesamtaugmentationsrate von 5,6 % bei Langzeit- und Kurzzeittherapierten sowie allen Medikamententypen. In der Langzeittherapie betrug die Augmentationsrate 6,1 % und 3,3 % waren es bei der Kurzzeittherapie. Bei der Therapie mit L-Dopa zeigte sich eine Augmentationsrate von 27 % und 6,0 % bei Dopaminagonisten. In seltenen Fällen – bei 0,8 % der Patienten – wurde auch eine Augmentation bei der Therapie mit Pregabalin oder Gabapentin beobachtet (Liu et al. 2016). Keine Daten liegen für die Therapie mit Pflastern vor.

Die Pathophysiologie der Augmentation ist nicht abschließend erforscht. Denkbar wäre, dass nach einer dopaminergen Therapie in geringer Dosis es zu einer zusätzlichen Rezeptorstimulation kommt (Garcia-Borreguero et al. 2007) oder aber die Empfindlichkeit der Dopaminrezeptoren abnimmt (Liu et al. 2016).

Bei Zunahme der Intensität muss zusätzlich an eine Toleranzentwicklung auf die Medikamentenwirksamkeit, oder das oben beschriebene Phänomen des Endes der Wirkung nach Medikamenteneinnahme (=Rebound) gedacht werden (Allen et al. 2003). Ausgeschlossen werden sollten andere Faktoren, die nach außen mit einer Augmentation verwechselt werden könnten wie zum Beispiel das natürliche, langsame Fortschreiten der Erkrankung, Alkoholkonsum, Schlafentzug, Eisenmangel durch Blutverlust oder Medikamenteneinnahme. Die Hauptkriterien der Augmentation sind in hier zusammengefasst.

Hauptmerkmale der Augmentation im RLS (modifiziert nach Allen et al. 2003)

- Eine gesteigerte Gesamtintensität des Bewegungsdrangs oder der Missempfindungen steht in zeitlichem Zusammenhang zu einer Steigerung der Tagesdosis.
- Eine verminderte Gesamtintensität des Bewegungsdrangs oder der Missempfindungen steht in zeitlichem Zusammenhang zu einer Reduktion der Tagesdosis.
- Die zeitliche Latenz bis zum Auftreten der Symptome in Ruhe ist kürzer als die Latenz nach initialer medikamentöser oder vor medikamentöser Therapie.
- Der Bewegungsdrang oder die Missempfindungen dehnen sich auf vorher nicht betroffene Körperteile aus.
- Die Dauer der Medikamentenwirkung ist kürzer als die Dauer der Initialwirkung.
- PLM tritt entweder zum ersten Mal im Wachen auf oder sind schlimmer als mit der Initialdosis.

Ein niedriger Ferritinspiegel ist sowohl ein Risikofaktor als auch ein Biomarker für die Augmentation. Leitliniengerecht sollten die niedrigste ausreichende Dosis des Dopaminagonisten und ein Mindestferritinwert von 50 µg/l angestrebt werden, um die Wahrscheinlichkeit einer Augmentation zu minimieren.

Bei Auftreten einer Augmentation sollte zuerst versuchen, die Dosis in mehrere Gaben aufgeteilt zu werden. Falls dies zu keiner Besserung führt, so kann L-Dopa auf einen Dopaminagonisten umgestellt werden. Ein Dopaminagonist sollte mit einem nicht-dopaminergen Medikament kombiniert werden oder die Therapie gänzlich durch eine nicht-dopaminerge Therapie ersetzt werden (Garcia-Borreguero et al. 2007; Deutsche Gesellschaft für Neurologie 2012).

5.6 Verlauf

Im Regelfall ist Schweregrad und Frequenz der Symptome im Verlauf zunehmend. Bei milderen Verlaufsformen ist die Prognose wenig erforscht, da diese Patienten selten therapiert werden. Sekundäre Formen können durch Behandlung der Ursache geheilt werden. Bei einem Siebtel der Frauen, bei denen ein RLS während der Schwangerschaft auftritt, sind die Symptome postpartum weiterhin vorhanden. Es gibt keine Langzeitstudien darüber, ob Symptome eines sekundären RLS nach Behebung der Ursache im späteren Verlauf wieder auftreten können.

Bei pharmakotherapierten Patienten hängt der Verlauf vom Erstmanifestationsalter ab. Patienten in einem höheren Alter haben in der Regel einen schwereren und schnelleren Verlauf. Hier zeigt sich kein offensichtlicher Zusammenhang zwischen Alter und Schweregrad. Bei Patienten mit einem niedrigen Erstmanifestationsalter zeigt sich ein langsam progredienter Verlauf, bei dem die Patienten Schwierigkeiten haben können, den genauen Krankheitsbeginn anzugeben. Diese Patienten zeigen tägliche Symptome erst in einem Alter von 40–60 Jahren (Allen et al. 2003).

Insgesamt zeigt sich eine erhebliche Beeinträchtigung der Lebensqualität durch Schlafstörungen, Schmerzen, assoziierte Angststörungen und Einschränkung in der Verrichtung der alltäglichen Aktivitäten (Abetz et al. 2004; Allen et al. 2005; Happe et al. 2009; Kushida et al. 2007).

6 Zusammenfassung

Das RLS ist eine Erkrankung, deren Existenz bereits seit Jahrhunderten bekannt ist. Trotz einer hohen Prävalenz, die regionale Unterschiede aufweist, ist die Ursache und Pathogenese weitgehend unbekannt, sodass weiterhin Forschungspotenzial besteht. Die Erkrankung kann in jedem Alter auftreten. Die Diagnose wird klinisch gestellt, wofür die Anamnese essenziell ist. Unterstützend hierfür sind Diagnosekriterien, die erfüllt sein müssen. Die dopaminerge Therapie ist die medikamentöse Therapie der Wahl, wenn meist auch erst bei fortgeschrittener Erkrankung indiziert. Die Augmentation ist hierbei eine gefürchtete Nebenwirkung, bei der es zu einer Verschlimmerung der Symptomatik über das Ausgangsniveau hinaus unter dopaminerger Therapie kommt. Der Verlauf der Erkrankung ist meist chronisch progredient.

V. Schneider, *Das Restless-Legs-Syndrom,* essentials,
DOI 10.1007/978-3-658-18244-1_6

Was Sie aus diesem *essential* mitnehmen können

- Das RLS gilt als die häufigste Bewegungsstörung und zählt zu den häufigsten Schlafstörungen.
- Die Diagnose wird klinisch gestellt. Hierbei ist eine genaue Anamneseerhebung wichtig.
- Nicht selten wird die Diagnose des Restless-Legs-Syndrom anfänglich aufgrund assoziierter Erkrankungen verkannt.
- Hinderlich hinsichtlich der Diagnosestellung sind das Fehlen von Symptomen während des Tages, die unauffällige klinische Untersuchung und die allgemeine Verharmlosung der Erkrankung.
- Die dopaminerge Therapie ist die medikamentöse Therapie der Wahl.

V. Schneider, *Das Restless-Legs-Syndrom*, essentials,
DOI 10.1007/978-3-658-18244-1

Literatur

Abetz, L., Allen, R., Follet, A., Washburn, T., Earley, C., Kirsch, J., & Knight, H. (2004). Evaluating the quality of life of patients with restless legs syndrome. *Clinical Therapeutics, 26,* 925–935.

Akpinar, S. (1982). Treatment of restless legs syndrome with levodopa plus benserazide. *Archives of Neurology, 39,* 739.

Allen, R. P., & Earley, C. J. (1996). Augmentation of the restless legs syndrome with carbidopa/levodopa. *Sleep, 19,* 205–213.

Allen, R. P., Picchietti, D., Hening, W. A., Trenkwalder, C., Walters, A. S., & Montplaisi, J. (2003). Restless legs syndrome: Diagnostic criteria, special considerations, and epidemiology. A report from the restless legs syndrome diagnosis and epidemiology workshop at the National Institutes of Health. *Sleep Medicine, 4,* 101–119.

Allen, R. P., Walters, A. S., Montplaisir, J., Hening, W., Myers, A., Bell, T. J., & Ferini-Strambi, L. (2005). Restless legs syndrome prevalence and impact: REST general population study. *Archives of Internal Medicine, 165,* 1286–1292.

Allen, R. P., Picchietti, D. L., Garcia-Borreguero, D., Ondo, W. G., Walters, A. S., Winkelman, J. W., Zucconi, M., Ferri, R., Trenkwalder, C., & Lee, H. B. (2014). Restless legs syndrome/Willis-Ekbom disease diagnostic criteria: Updated international restless legs syndrome study group (IRLSSG) consensus criteria – history, rationale, description, and significance. *Sleep Medicine, 15,* 860–873.

Bastia, J. K., Bhoi, S. K., Kalita, J., & Misra, U. K. (2015). Neuropathy in a cohort of restless leg syndrome patients. *Journal of Clinical Neuroscience, 22,* 1314–1318.

Becker, P. M., & Sharon, D. (2014). Mood disorders in restless legs syndrome (Willis-Ekbom disease). *The Journal of Clinical Psychiatry, 75,* e679–694.

Benes, H., & Kohnen, R. (2009). Validation of an algorithm for the diagnosis of restless legs syndrome: The restless legs syndrome-diagnostic index (RLS-DI). *Sleep Medicine, 10,* 515–523.

Berger, K., & Kurth, T. (2007). RLS epidemiology–frequencies, risk factors and methods in population studies. *Movement Disorders, 22*(Suppl. 18), 420–423.

Castillo, P. R., Kaplan, J., Lin, S. C., Fredrickson, P. A., & Mahowald, M. W. (2006). Prevalence of restless legs syndrome among native South Americans residing in coastal and mountainous areas. *Mayo Clinic Proceedings, 81,* 1345–1347.

V. Schneider, *Das Restless-Legs-Syndrom,* essentials,
DOI 10.1007/978-3-658-18244-1

Choi, J. W., Ko, D., Lee, G. T., Jung, K. Y., & Kim, K. H. (2012). Reduced neural synchrony in patients with restless legs syndrome during a visual oddball task. *PloS one, 7,* e42312.

Deutsche Gesellschaft für Neurologie (DGN). (2012). Restless-Legs-Syndrom (RLS) und Periodic Limb Movement Disorder (PLMD). In H. C. Diener (Hrsg.), *Leitlinien für Diagnostik und Therapie in der Neurologie.* Stuttgart: Thieme. http://www.awmf.org.

Earley, C. J., Connor, J. R., Beard, J. L., Malecki, E. A., Epstein, D. K., & Allen, R. P. (2000). Abnormalities in CSF concentrations of ferritin and transferrin in restless legs syndrome. *Neurology, 54,* 1698–1700.

Ekbom, K. A. (1945). Restless legs, a clinical study of a hitherto overlooked disease in the legs characterized by peculiar paresthesia ("Anxietas Tibiarum"), pain and weakness ans occuring in two main forms, athenia crurum paraesthetica and asthenia crurum dolorosa. A short review of paraesthesias in general by Karl-Axel Ekbom. *Acta Medica Scandinavica Supplementum, 121,* 4–122.

Fulda, S., Beitinger, M. E., Reppermund, S., Winkelmann, J., & Wetter, T. C. (2010). Short-term attention and verbal fluency is decreased in restless legs syndrome patients. *Movement Disorders, 25,* 2641–2648.

Fulda, S., Szesny, N., Ising, M., Heck, A., Grubl, A., Lieb, R., & Reppermund, S. (2011). Further evidence for executive dysfunction in subjects with RLS from a non-clinical sample. *Sleep Medicine, 12,* 1003–1007.

Garcia-Borreguero, D., & Williams, A. M. (2014). An update on restless legs syndrome (Willis-Ekbom disease): Clinical features, pathogenesis and treatment. *Current Opinion in Neurology, 27,* 493–501.

Garcia-Borreguero, D., Egatz, R., Winkelmann, J., & Berger, K. (2006). Epidemiology of restless legs syndrome: The current status. *Sleep Medicine Reviews, 10,* 153–167.

Garcia-Borreguero, D., Allen, R. P., Kohnen, R., Hogl, B., Trenkwalder, C., Oertel, W., Hening, W. A., Paulus, W., Rye, D., & Walters, A. (2007). Diagnostic standards for dopaminergic augmentation of restless legs syndrome: Report from a world association of sleep medicine-international restless legs syndrome study group consensus conference at the Max Planck institute. *Sleep Medicine, 8,* 520–530.

Happe, S., Reese, J. P., Stiasny-Kolster, K., Peglau, I., Mayer, G., Klotsche, J., Giani, G., Geraedts, M., Trenkwalder, C., & Dodel, R. (2009). Assessing health-related quality of life in patients with restless legs syndrome. *Sleep Medicine, 10,* 295–305.

Hogl, B., Garcia-Borreguero, D., Trenkwalder, C., Ferini-Strambi, L., Hening, W., Poewe, W., Brenner, S. S., Fraessdorf, M., Busse, M., & Albrecht, S. (2011). Efficacy and augmentation during 6 months of double-blind pramipexole for restless legs syndrome. *Sleep Medicine, 12,* 351–360.

Iranzo, A., Comella, C. L., Santamaria, J., & Oertel, W. (2007). Restless legs syndrome in Parkinson's disease and other neurodegenerative diseases of the central nervous system. *Movement Disorders, 22*(Suppl. 18), 424–430.

IRLSSG. (2012). IRLSSG diagnostic criteria for RLS. www.irlssg.org.

Jellen, L. C., Lu, L., Wang, X., Unger, E. L., Earley, C. J., Allen, R. P., Williams, R. W., & Jones, B. C. (2013). Iron deficiency alters expression of dopamine-related genes in the ventral midbrain in mice. *Neuroscience, 252,* 13–23.

Kushida, C., Martin, M., Nikam, P., Blaisdell, B., Wallenstein, G., Ferini-Strambi, L., & Ware, J. E. (2007). Burden of restless legs syndrome on health-related quality of life. *Quality of Life Research, 16,* 617–624.

Liu, G. J., Wu, L., Wang, S. L., Ding, L., Xu, L. L., Wang, Y. F., & Chang, L. Y. (2016). Incidence of augmentation in primary restless legs syndrome patients may not be that high: Evidence from a systematic review and meta-analysis. *Medicine, 95,* e2504.

Luigetti, M., Del Grande, A., Testani, E., Bisogni, G., Losurdo, A., Giannantoni, N. M., Mazza, S., Sabatelli, M., & Della Marca, G. (2013). Restless leg syndrome in different types of demyelinating neuropathies: A single-center pilot study. *Journal of Clinical Sleep Medicine, 9,* 945–949.

Manconi, M., Ferri, R., Zucconi, M., Bassetti, C. L., Fulda, S., Arico, D., & Ferini-Strambi, L. (2012). Dissociation of periodic leg movements from arousals in restless legs syndrome. *Annals of Neurology, 71,* 834–844.

Ohayon, M. M., O'Hara, R., & Vitiello, M. V. (2012). Epidemiology of restless legs syndrome: A synthesis of the literature. *Sleep Medicine Reviews, 16,* 283–295.

Ondo, W., Romanyshyn, J., Vuong, K. D., & Lai, D. (2004). Long-term treatment of restless legs syndrome with dopamine agonists. *Archives of Neurology, 61,* 1393–1397.

Pearson, V. E., Allen, R. P., Dean, T., Gamaldo, C. E., Lesage, S. R., & Earley, C. J. (2006). Cognitive deficits associated with restless legs syndrome (RLS). *Sleep Medicine, 7,* 25–30.

Peralta, C. M., Frauscher, B., Seppi, K., Wolf, E., Wenning, G. K., Hogl, B., & Poewe, W. (2009). Restless legs syndrome in Parkinson's disease. *Movement Disorders, 24,* 2076–2080.

Pratt, D. P. (2016). Restless legs Syndrome/Willis-Ekbom disease and periodic limb movements: A comprehensive review of epidemiology, pathophysiology, diagnosis and treatment considerations. *Current Rheumatology Reviews, 12,* 91–112.

Saletu, B., Anderer, P., Saletu, M., Hauer, C., Lindeck-Pozza, L., & Saletu-Zyhlarz, G. (2002). EEG mapping, psychometric, and polysomnographic studies in restless legs syndrome (RLS) and periodic limb movement disorder (PLMD) patients as compared with normal controls. *Sleep Medicine, 3*(Suppl. November), 35–42.

Scholz, H., Trenkwalder, C., Kohnen, R., Riemann, D., Kriston, L., & Hornyak, M. (2011a). Dopamine agonists for restless legs syndrome. *The Cochrane Database of Systematic Reviews.* doi:10.1002/14651858.CD006009.pub2.

Scholz, H., Trenkwalder, C., Kohnen, R., Riemann, D., Kriston, L., & Hornyak, M. (2011b). Levodopa for restless legs syndrome. *The Cochrane Database of Systematic Reviews.* doi:10.1002/14651858.CD005504.

Spiczak, S. von, Whone, A. L., Hammers, A., Asselin, M. C., Turkheimer, F., Tings, T., Happe, S., Paulus, W., Trenkwalder, C., & Brooks, D. J. (2005). The role of opioids in restless legs syndrome: An [11C]diprenorphine PET study. *Brain, 128,* 906–917.

Stiasny-Kolster, K., Kohnen, R., Moller, J. C., Trenkwalder, C., & Oertel, W. H. (2006). Validation of the "L-DOPA test" for diagnosis of restless legs syndrome. *Movement Disorders, 21,* 1333–1339.

Sun, Y. M., Hoang, T., Neubauer, J. A., & Walters, A. S. (2011). Opioids protect against substantia nigra cell degeneration under conditions of iron deprivation: A mechanism of possible relevance to the restless legs syndrome (RLS) and Parkinson's disease. *Journal of the Neurological Sciences, 304,* 93–101.

Trenkwalder, C., Benes, H., Grote, L., Happe, S., Hogl, B., Mathis, J., Saletu-Zyhlarz, GM., & Kohnen, R. (2007). Cabergoline compared to levodopa in the treatment of patients with severe restless legs syndrome: Results from a multi-center, randomized, active controlled trial. *Movement Disorders, 22,* 696–703.

Trenkwalder, C., Hening, W. A., Montagna, P., Oertel, W. H., Allen, R. P., Walters, A. S., Costa, J., Stiasny-Kolster, K., & Sampaio, C. (2008). Treatment of restless legs syndrome: An evidence-based review and implications for clinical practice. *Movement Disorders, 23,* 2267–2302.

Tzonova, D., Larrosa, O., Calvo, E., Granizo, J. J., Williams, A. M., de la Llave, Y., & Garcia-Borreguero, D. (2012). Breakthrough symptoms during the daytime in patients with restless legs syndrome (Willis-Ekbom disease). *Sleep Medicine, 13,* 151–155.

Walters, A. S. (1995). Toward a better definition of the restless legs syndrome. The international restless legs syndrome study group. *Movement Disorders, 10,* 634–642.

Walters, A. S., & Rye, D. B. (2009). Review of the relationship of restless legs syndrome and periodic limb movements in sleep to hypertension, heart disease, and stroke. *Sleep, 32,* 589–597.

Walters, A. S., LeBrocq, C., Dhar, A., Hening, W., Rosen, R., Allen, R. P., & Trenkwalder, C. (2003). Validation of the international restless legs syndrome study group rating scale for restless legs syndrome. *Sleep Medicine, 4,* 121–132.

Willis, T. (1685). *The London practice of physick.* London: Basset & Crooke.

Wittmaak, T. (1861). *Lehrbuch der Nervenkrankheiten auf Grundlage physiologischer Begriffsbestimmung des Krankseins und mit steter Berücksichtigung der Untersuchungs-Ergebnisse bis auf die Gegenwart* (Bd. 1). Leipzig: Ernst Schäfer.